BEI GRIN MACHT SICH IHR WISSEN BEZAHLT

AF131168

- Wir veröffentlichen Ihre Hausarbeit, Bachelor- und Masterarbeit

- Ihr eigenes eBook und Buch - weltweit in allen wichtigen Shops

- Verdienen Sie an jedem Verkauf

Jetzt bei www.GRIN.com hochladen und kostenlos publizieren

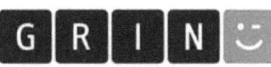

Bibliografische Information der Deutschen Nationalbibliothek:

Die Deutsche Bibliothek verzeichnet diese Publikation in der Deutschen National-
bibliografie; detaillierte bibliografische Daten sind im Internet über http://dnb.d-
nb.de/ abrufbar.

Impressum:

Copyright © 2016 GRIN Verlag
Druck und Bindung: Books on Demand GmbH, Norderstedt Germany
ISBN: 9783668444423

Dieses Buch bei GRIN:

https://www.grin.com/document/358033

Johanna Roth

Multimodales Stressmanagement am Arbeitsplatz

GRIN Verlag

GRIN - Your knowledge has value

Der GRIN Verlag publiziert seit 1998 wissenschaftliche Arbeiten von Studenten, Hochschullehrern und anderen Akademikern als eBook und gedrucktes Buch. Die Verlagswebsite www.grin.com ist die ideale Plattform zur Veröffentlichung von Hausarbeiten, Abschlussarbeiten, wissenschaftlichen Aufsätzen, Dissertationen und Fachbüchern.

Besuchen Sie uns im Internet:

http://www.grin.com/

http://www.facebook.com/grincom

http://www.twitter.com/grin_com

Deutsche Hochschule für
Prävention und Gesundheitsmanagement
Hermann Neuberger Sportschule 3
66123 Saarbrücken

Bitte Zutreffendes ankreuzen:

_x_   **Hausarbeit**

—   **Skript**

Name, Vorname:	Roth, Johanna
Modul:	Stressmanagement III
Studiengang:	Prävention und Gesundheitsmanagement
Datum Präsenzphase:	29.-31.3.2016
Studienort:	Saarbrücken
Aufgabe:	Anfertigung eines multimodalen Stressmanagement-Konzeptes inklusive Durchführung und Evaluation eines gewählten Bausteins

1

Inhaltsverzeichnis

1 Einleitung und Problemstellung – Arbeitsbedingter Stress

Die Arbeit wird im Rahmen des Moduls Stressmanagement III des Masterstudiengangs Prävention und Gesundheitsmanagement an der Deutschen Hochschule für Prävention und Gesundheitsmanagement angefertigt. Sie beschäftigt sich mit der Konzeption eines multimodalen Stressmanagement-Programms am Arbeitsplatz in einem gewählten Musterunternehmen.

Im Anschluss an die Darstellung der Problemstellung „Arbeitsbedingter Stress" (1) erfolgt eine allgemeine theoretische Einführung in verschiedene Modelle der Stressentstehung am Arbeitsplatz sowie in die Grundzüge des multimodalen Stressmanagements nach Kaluza (2). Anschließend wird die spezifische Problemstellung im Musterunternehmen „Muster GmbH" erläutert. In diesem Kapitel wird insbesondere auf den Kontext, die Zielgrupe und die Zielsetzung des darauf aufbauenden Stressmanagement-Programms eingegangen (3). Kapitel vier stellt das gesamte Stressmanagement-Programm methodisch-didaktisch dar (4). Im Anschluss an die Konzeption wird ein ausgewählter Baustein des Programms mit der Zielgruppe durchgeführt und mit einer geeigneten Methode evaluiert (5). Die Arbeit schließt mit einer Diskussion und Interpretation der Ergebnisse sowie einem Gesamtfazit ab (6).

Fast ein Drittel aller Arbeitskräfte der Europäischen Union, also rund 40 Millionen Menschen, leiden unter arbeitsbedingtem Stress (Diamantopoulou, 2002). Damit stellt arbeitsbedingter Stress nach Rückenschmerzen das zweithäufigste Gesundheitsproblem der EU dar, kostet diese etwa 20 Milliarden Euro im Jahr (Cox, Griffiths & Rial-Gonzalez, 2002, zitiert nach Pieter, 2015, S. 95) und wird von der EU Kommission als eine der größten Gefährdungen für das Wohlbefinden der Beschäftigten angesehen (Diamantopoulou, 2002, S. 3).

Arbeitsbedingter Stress definiert sich nach Diamantopoulou (2002, S. 3) als „eine emotionale, kognitive verhaltensmäßige und physiologische Reaktion auf widrige und schädliche Aspekte des Arbeitsinhaltes, der Arbeitsorganisation und der Arbeitsumgebung". Die Ursachen arbeitsbedingten Stresses sind vielfältig und können unterschiedlichen Bereichen zugeordnet werden. Richter und Hacker (1998, zitiert nach Pieter, S. 95/96) unterscheiden zwischen Belastungen aus der Arbeitsaufgabe, der Arbeitsrolle,

3

der materiellen Umgebung, der sozialen Umwelt, dem „behavior setting" und dem Personensystem. Laut Zok (2010, S. 64) bilden „ständige Aufmerksamkeit / Konzentration", „Termin- oder Leistungsdruck", „Störungen oder Unterbrechungen bei der Arbeit", „hohes Arbeitstempo" sowie „hohe Verantwortung" und „Lärm" die wichtigsten Belastungsfaktoren am Arbeitsplatz. Diese sind in erster Linie den Belastungen aus der Arbeitsaufgabe zuzuordnen. Wann jedoch resultieren Belastungen in Stress? Zur Entstehung von Stress am Arbeitsplatz gibt es verschiedene Erklärungsansätze von denen zwei ausgewählte Modelle im nächsten Kapitel erläutert werden. Anschließend wird auf die theoretische Fundierung des multimodalen Stressmanagements nach Kaluza eingegangen. Dieses Konzept zum Stressmanagement bildet die Basis für die Entwicklung des nachfolgenden Stressmanagement-Programms im ausgewählten Unternehmen.

2 Theoretische Grundlagen zur Stressentstehung am Arbeitsplatz und zum Stressmanagement

2.1 Modelle zur Entstehung von arbeitsbedingtem Stress

Es existieren eine Vielzahl an Erlärungsmodellen für die Entstehung von Stress und auch für die Entstehung von arbeitsbedingtem Stress. Im Folgenden wird auf die Grundzüge des Anforderungs-Kontroll-Modells nach Karasek und Theorell und des Modells beruflicher Gratifikationskrisen nach Siegrist eingegangen.

2.1.1 Das Anforderungs-Kontroll-Modell

Das Anforderung-Kontroll-Modell, entwickelt von Karasek und Theorell betrachtet das Zusammenspiel aus quantitativer Arbeitsanforderung und Handlungs- und Entscheidungsspielraum. Nach Karasek und Theorell entsteht arbeitsbedingter Stress insbesondere bei Arbeitsplätzen mit hohen quantitativen Arbeitsanforderungen bei gleichzeitig niedrigem Handlungs- und Entscheidungsspielraum (Karasek & Theorell, 1990, zitiert nach Kaluza, 2015, S. 38/39).

2.1.2 Das Modell beruflicher Gratifikationskrisen

Das Modell beruflicher Gratifikationskrisen von Siegrist konzentriert sich auf die Balance zwischen persönlicher Anstrengung und Leistung auf der einen und den Belohnungen auf der anderen Seite. Belohnung ist in diesem Fall nicht rein materiell zu sehen sondern zeichnet sich neben der finanziellen Perspektive auch durch Anerkennung, Wertschätzung oder Arbeitsplatzsicherheit aus. So führt nach Siegrist (1996, zitiert nach Kaluza, 2015, S. 40) die Kombination aus hoher Verausgabung und niedriger Gratifikation zu arbeitsbedingtem Stress.

Für beide Modelle existieren Studien, die belegen, dass Personen, die arbeitsbedingtem Stress in besonderem Maße ausgesetzt sind, also zur jeweiligen Risikogruppe gehören, ein deutlich höheres Risiko für kardiovaskuläre und depressive Erkrankungen aufweisen (Kaluza, 2015, S. 38-40).

2.2 Multimodales Stressmanagement nach Kaluza auf Grundlage des transaktionalen Stressmodells von Lazarus

Transaktionales Stressmodell nach Lazarus

Das transaktionale Stressmodell von Lazarus bildet die Basis des multimodalen Stressmanagementansatzes. Da Personen unterschiedliche Situationen als Stress wahrnehmen, geht Lazarus davon aus, dass Stress insbesondere durch die individuelle Situationsbewertung der einzelnen Person entsteht. Die Person setzt sich aktiv ins Verhältnis zur aktuellen Situation und bewertet diese. Lazarus unterscheidet in seinem Modell zwischen primärer und sekundärer Bewertung, wobei diese nicht immer strikt nacheinander ablaufen (s.Abb 1).

Die primäre Bewertung ist zunächst eine Einschätzung der Situation. Die Person bewertet die Situation entweder als irrelevant, stressbezogen oder günstig. Die Bewertung erfolgt auf dem Hintergrund persönlicher Soll-Werte, welche im Laufe des Lebens erworben werden. Eine Abweichung zwischen Soll- und Ist-Werten lässt die Person die aktuelle Situation als stressbezogen bewerten (Kaluza, 2015, S. 44).

Die sekundäre Bewertung bezieht sich im Gegensatz zur primären Bewertung nicht auf äußere Bedingungen. In der sekundären Bewertung werden vielmehr die eigenen Bewältigungsfähigkeiten und –möglichkeiten, welche beispielsweise aufgrund früherer Erfahrungen gebildet wurden, bewertet.

Primäre und sekundäre Bewertung bedingen sich gegenseitig. Zur Stressentstehung muss sowohl die primäre Bewertung als stressbezogen bewertet werden, als auch in der sekundären Bewertung unzureichende Bewältigungsmöglichkeiten festgestellt werden (Kaluza, 2015, S. 45).

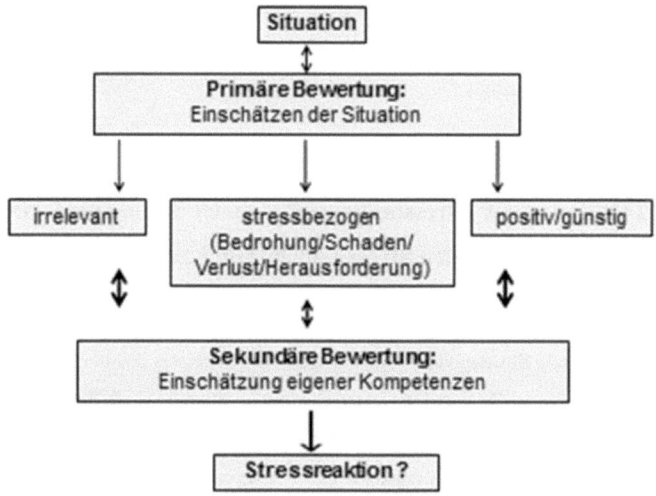

Abb. 1: Transaktionales Stressmodell nach Lazarus (modifiziert nach Kaluza, 2015, S. 44).

Multimodales Stressmanagement nach Kaluza

Auf dem oben beschriebenen Ansatz der Stressentstehung von Lazarus begründet Kaluza sein multimodales Stressmanagement.

Kaluza unterscheidet zwischen drei Ebenen des Stressgeschehens: den Stressoren, den individuellen Stressverstärkern sowie der Stressreaktion.

Alle äußeren Anforderungen ungeachtet ihres Inhaltes, welche eine Stressreaktion hervorrufen, werden als Stressoren bezeichnet.

6

Persönliche Motive, Einstellungen und Bewertungen wirken als individuelle Stressverstärker, welche mit den Stressoren in wechselseitiger Beziehung stehen und die Stressreaktion auslösen oder verstärken können.

Körperliche, behaviorale und kognitiv-emotionale Prozesse, welche als Antwort auf einen Stressor ablaufen, werden nach Kaluza als Stressreaktion bezeichnet (2015, S. 16).

Kaluza geht der Frage nach, wie stressbedingte Risiken für die körperliche und psychische Gesundheit reduziert werden können. In seinem multimodalen Stressmanagementansatz unterscheidet er zwischen dem individuellen und dem strukturellen Stressmanagement, wobei diese in der Praxis nicht klar voneinander getrennt werden können. Verhaltensorientierte Maßnahmen der Stressbewältigung gehören zur Kategorie des individuellen Stressmanagements. Dieses wird wiederum in drei Kategorien unterteilt: das instrumentelle Stressmanagement, das mentale Stressmanagement und das regenerative Stressmanagement (Kaluza, 2015, S. 62).

Das instrumentelle Stressmanagement setzt an der Reduzierung der Stressoren an, während beim mentalen Stressmanagement die Änderung der individuellen Stressverstärker im Vordergrund steht. Die beiden Arten des Stressmanagements setzen damit an der Stressentstehung an. Das regenerative Stressmanagement beschäftigt sich hingegen mit der Regulierung der physiologischen und psychischen Stressreaktion (vgl. Abb. 2) (Kaluza, 2015, S. 63-64).

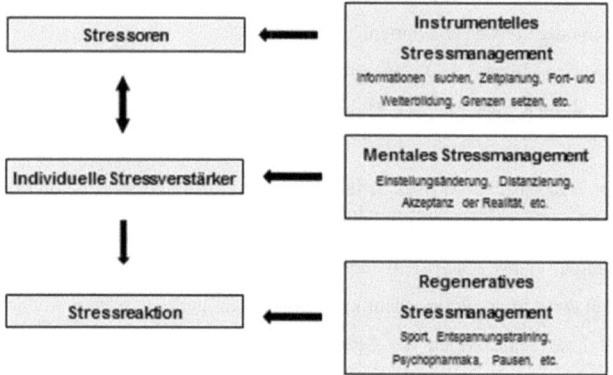

Abb. 2: Individuelles Stressmanagement anhand von Beispielen (modifiziert nach Kaluza, 2015, S. 63).

Das strukturelle Stressmanagement greift ebenfalls auf allen drei Ebenen des Stressge-schehens (vgl. Abb. 3), wobei es im Gegensatz zum individuellen Stressmanagement an verhältnisorientierten, überindividuellen Maßnahmen ansetzt, auf welche das Individu-um keinen Einfluss hat (Kaluza, 2015, S. 68).

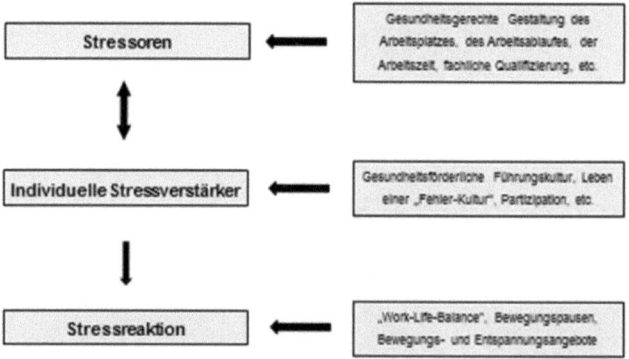

Abb. 3: Strukturelles Stressmanagement anhand von Beispielen (modifiziert nach Kaluza, 2015, S. 69).

Im Rahmen des multimodalen Stressmanagements wird also an verschiedenen Ebenen des Stressgeschehens angesetzt, um stressbedingte Risiken für die körperliche und psychische Gesundheit zu reduzieren. Nachdem im folgenden Kapitel die Ausgangssituation des gewählten Unternehmens beschrieben wird sowie Zielgruppe und Zielsetzung des Stressmanagement-Programms definiert werden, wird im vierten Kapitel speziell für diese Zielgruppe ein Stressmanagement-Programm auf Grundlage des multimodalen Stressmanagement-Ansatzes entwickelt.

3 Spezifische Problemstellung im Musterunternehmen „Muster GmbH"

Der Wandel der Arbeitswelt durch Globalisierung und Flexibilisierung zieht für die Arbeiskräfte weitreichende Folgen nach sich. Flexibilität und Mobilität sind gefragt, Konkurrenzkampf und Arbeitsplatzunsicherheit steigen. Um im internationalen Wettbewerb mitzuhalten, ist eine ständige Produktivitätssteigerung notwendig, welche einhergeht mit einer Intensivierung und quantitativem Arbeitsanstieg (Kaluza, 2015, S. 38). Auch das hier ausgewählte Musterunternehmen ist von Internationalisierung und Flexibilisierung stark betroffen. Das Musterunternehmen „Muster GmbH" war bis zum letzten Jahr ein mittelständisches Unternehmen im Bereich Automatisierungstechnik mit 256 Angestellten, welches im ländlichen Raum verortet ist. Im letzten Jahr wurde das Unternehmen von einem internationalen Konzern aufgekauft. Weltweit sind in diesem Konzern etwa 30000 Mitarbeiter in rund 50 Ländern beschäftigt.

Problemstellung

Die Mitarbeiter am Hauptstandort, insbesondere in den Abteilungen Salessupport und Service (Innendienst), weisen seit der Übernahme durch den internationalen Konzern deutlich erhöhte Krankenstände auf.

Die Übernahme des Unternehmens ist in vielen Bereichen mit Umstrukturierungen verbunden, welche potentielle Stressoren für die Mitarbeiter darstellen.Im Folgenden werden einige Stressoren genannt, welche sich aus der Umstrukturierung ergeben könnten.

Identifizierung mit dem Unternehmen

Der ehemalige Inhaber stand in engem Kontakt zu den Mitarbeitern. Durch die Übernahme aus dem Ausland ist eine Abnahme der persönlichen Bindung und Identifizierung der Mitarbeiter mit dem Konzern wahrscheinlich. Viele der Mitarbeiter wissen nichts oder sehr wenig über den Dachkonzern, selbst der Name des Konzerns ist vielen Mitarbeitern unbekannt.

Angst vor Arbeitsplatzverlust

Durch die Umstrukturierung und Internationalisierung des Unternehmens steigt die Konkurrenz auf dem ausländischen Markt im eigenen Unternehmen zunehmend an. Dies erhöht den Leistungsdruck auf die Belegschaft. Durch unzureichende Kommunikation mit den neuen Vorgesetzten kann dieses Gefühl verstärkt werden.

Flexibilisierung der Arbeit

Die Zusammenarbeit mit internationalen Geschäftspartnern erfordert durch die Zeitverschiebung eine Anpassung von Besprechungen und Meetings. Der Ausbau von Unternehmen in anderen Ländern verlangt von den Mitarbeitern im Salessupport teilweise Dienstreisen bis hin zu einer Woche, um die Mitarbeiter vor Ort einzuarbeiten.

Sprache

Auch die sprachlichen Barrieren sind durch die Internationalisierung gewachsen. Sowohl bei der Einarbeitung neuer Abteilungen in anderen Ländern, als auch bei Besprechungen und im Kundenkontakt ist es nun erforderlich, dass alle Mitarbeiter im Bereich Salessupport und Service in fließendem Englisch Gespräche führen.

Zielgruppe

Das Stressmanagement-Programm richtet sich an alle Mitarbeiter im Service und Salessupport (Innendienst) des Musterunternehmens „Muster GmbH", welche am Hauptstandort in Deutschland tätig sind. In der Service-Abteilung sind zum Zeitpunkt des Projektstarts 32 Mitarbeiter, in der Abteilung Salessupport 15 Mitarbeiter beschäftigt.

Zielsetzung

Hauptziele des Stressmanagement-Programms sind sowohl die Senkung der Belastungen am Arbeitsplatz in den ausgewählten Abteilungen des Musterunternehmens, als auch die Stärkung der individuellen Ressourcen der Teilnehmer. Zusätzlich soll eine allgemeine Wissensvermittlung über Stressentstehung, -wahrnehmung und – bewältigung stattfinden sowie die Zufriedenheit und Motivation der Mitarbeiter erhöht werden. Die Mitarbeiter sollen dazu befähigt werden, eine ausgewählte Entspannungstechnik selbstständig umzusetzen. Um diese Ziele zu verwirklichen, wird das multimodale Stressmanagement-Programm Maßnahmen auf allen drei Ebenen der strukturellen und der individuellen Stressbewältigung (vgl. Kapitel 2.2) enthalten.

Einsatzbereiche des Programms

Das Stressmanagement-Programm ist für alle Unternehmen mit erhöhten Stressbelastungen an Büroarbeitsplätzen geeignet, insbesondere wenn die Stressoren durch Umstrukturierungen im Unternehmen entstanden sind.

4 Das Stressmanagement-Programm

Das Stressmanagement-Programm, welches hier für die Mitarbeiter der Abteilungen Salessupport und Service (Innendienst) im oben beschriebenen Musterunternehmen entwickelt wird, beinhaltet mehrere Maßnahmen, welche an den verschiedenen Ebenen des multimodalen Stressmanagements ansetzen. Um den Erfolg des Programms messbar zu machen, wird ein standardisierter Fragebogen eingesetzt. Dieser wird vor und nach der Durchführung des Programms an die Mitarbeiter der entsprechenden Abteilungen ausgeteilt und die Ergebnisse verglichen.

Aufbau des Stressmanagement-Programms

Das gesamte Programm erstreckt sich über einen Zeitraum von fünf Monaten, beginnend im Juni diesen Jahres (2016). Um den Ablauf des Stressmanagement-Programms zu verdeutlichen, zeigt die folgende Abbildung ein Gantt-Diagramm, welches alle relevanten Schritte und Maßnahmen des Programms im Zeitverlauf darstellt (vgl. Abb. 4).

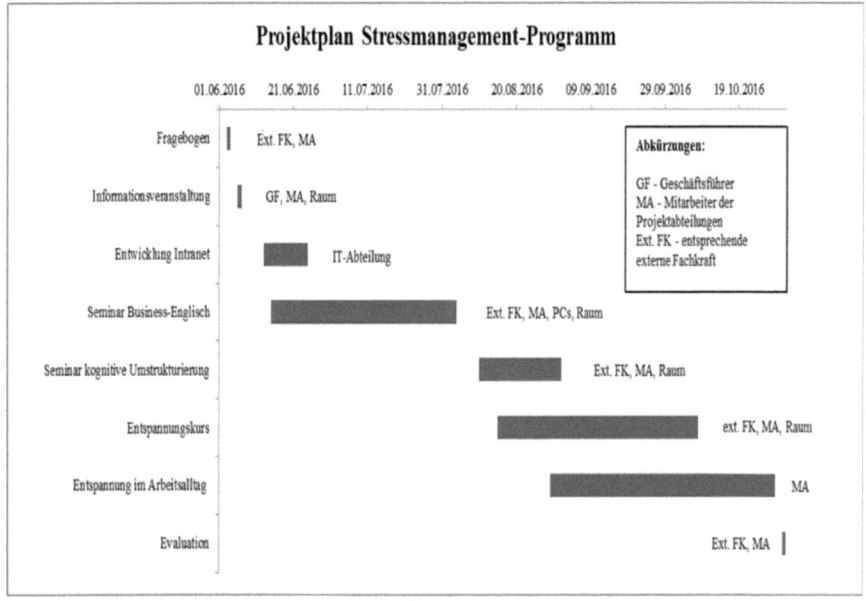

Abb. 4: Gantt-Diagramm zum Projektplan des Stressmanagement-Programms (eigene Darstellung)

Mitarbeiterbefragung

Zu Beginn wird der Kurzfragebogen zur Arbeitsanalyse mit den Mitarbeitern der Projektabteilungen durchgeführt. Da alle betroffenen Arbeitsplätze Bildschirmarbeitsplätze sind, wird der Fragebogen online ausgefüllt, was auch die Auswertung vereinfacht. Die Bearbeitungszeit des Fragebogens beträgt etwa fünf bis zehn Minuten pro Mitarbeiter. Als Befragungsinstrument wurde der Kurzfragebogen zur Arbeitsanalyse von J. Prümper und Kollegen ausgewählt. Der Fragebogen ist ein Sceeningverfahren, welches die subjektiven psychischen Belastungen und Ressourcen in der Arbeitssituation aus Sicht der Beschäftigten erfasst. Anhand von 26 Items, welche in elf Skalen zusammengefasst werden, werden die vier Bereiche Arbeitstätigkeit, Stressoren, Ressourcen und Organisationsklima abgefragt.[1] Den Kurzfragebogen zur Arbeitsanalyse gibt es in mehreren Versionen. Im Rahmen des Stressmanagement-Programms wird die IST- und SOLL-Version verwendet. Diese misst zusätzlich zum aktuellen Stand der Ausprägung des jeweiligen Merkmals auch dessen gewünschte Ausprägung. Der Fragebogen zeigt somit neben der subjektiven Bewertung der Items auch den Wert, der aus Sicht der Befragten erreicht werden soll. Durch den Vergleich von IST- und SOLL-Werten kann der Handlungsbedarf aus Sicht der Teilnehmer ermittelt werden.

Die Antwortkategorien sind auf einer fünfstufigen Likert-Skala abgebildet, so dass trotz Ordinalskalierung Mittelwerte berechnet werden können. Unterschreiten die Mittelwerte der einzelnen Items der Kategorien „Arbeitstätigkeit", „Ressourcen" und „Organisationsklima" die Skalenmitte von 3,0, beziehungsweise überschreiten die Mittelwerte der Items in der Kategorie „Stressoren" diesen, so sind diese negativ zu bewerten. Auch eine Differenz größer gleich 1,0 Skalenpunkte wird negativ berwertet. Anhand dieser Ergebnisse kann der Handlungsbedarf bestimmt werden (Prümper, 2009).

Zur Evaluierung des Stressmanagement-Programms wird der Fragebogen sowohl vor der Einführung als auch nach Abschluss des Programms mit den Teilnehmern durchgeführt und die Ergebnisse verglichen.

Informationsveranstaltung

Im nächsten Schritt findet eine Informationsveranstaltung statt. Der Zeitpunkt wurde im Anschluss an die Befragung gewählt, da die Informationsveranstaltung bereits Teil des Programms ist. Sie dient nicht nur dazu, die Mitarbeiter auf die kommenden Maßnahmen vorzubereiten und Interesse an der Teilnahme des Stressmanagement-Programms zu wecken, sondern ist zeitgleich als erste, verpflichtende Maßnahme zu sehen. Im Rahmen der Informationsveranstaltung stellt sich der Dachkonzern vor und gibt Informationen über bereits vorhandene und kommende Veränderungen im Unternehmen. Ziel der Informationsveranstaltung ist es, den Mitarbeitern den Dachkonzern näher zu bringen, Unsicherheiten zu mindern und die Identifikation mit dem eigenen Unternehmen zu stärken. Die Informationsveranstaltung findet zweimal statt, sodass jeweils bis zu 25 Mitarbeiter teilnehmen können, ohne dass die Abteilungen ganz unbesetzt sind. Um den Aufwand gering zu halten, findet sie einmal am Morgen und einmal am Nachmittag für jeweils anderthalb Stunden statt. Benötigt werden neben einem Raum mit

---

[1] Prümper, J. (2009). *KFZA - Kurz-Fragebogen zur Arbeitsanalyse.* In W. Sarges & H. Wottawa (Hrsg.), Handbuch wirtschaftspsychologischer Testverfahren – Band 2: Organisationspsychologische Instrumente. Lengerich: Papst-Verlag.

Beamer und Leinwand, die Anwesenheit des Stressmanagement-Trainers, des Geschäftsführers sowie der Mitarbeiter der entsprechenden Abteilungen. Sie startet mit der Begrüßung durch den Geschäftsführer und der Vortellung des Konzerns (ca. 15`). Im Anschluss gibt der Geschäftsführer wichtige Informationen über bereits erfolgte und kommende Veränderungen im Unternehmen (ca. 30` inklusive Zeit für Diskussion). Der Stressmanagement-Trainer erläutert den Bezug zum Stressmanagement-Training, dessen Funktion sowie das Vorgehen der kommenden Monate (ca. 30`). Abschließend stehen den Mitarbeitern wiederum etwa 15 Minuten Zeit zur Verfügung, um Fragen zu klären.

Informationsaustausch über das Intranet

Ein Baustein des Stressmanagement-Konzeptes, welcher am strukturellen Stressmanagement ansetzt, ist die Einführung eines Intranets. Die IT-Abteilung wird im Anschluss an die Informationsveranstaltung beginnen, die entsprechende Struktur dafür zu entwickeln. Nach zwei Wochen soll das Intranet den Mitarbeitern zur Verfügung stehen und regelmäßig wichtige firmeninterne Informationen liefern. Ziel ist es, mehr Transparenz im Unternehmen zu bieten und einen besseren Informationsaustausch zu gewährleisten, um dadurch die Stressoren zu verringern. Um eine Informationsüberflutung zu vermeiden, werden Kategorien gebildet und jeder Mitarbeiter entscheidet selbst, welche Informationen ihn erreichen sollen.

Seminar Business-Englisch

Um die Stressoren auf individueller Ebene zu verringern, wird eine Fortbildung im Bereich Business-Englisch angeboten. Diese findet für acht mal zwei Stunden mittwochs während der Arbeitszeit mit maximal 12 Teilnehmern statt und ist verpflichtend. Sie besteht zu gleichen Anteilen aus der Vermittlung theoretischer Inhalte und Vokabular sowie aus der praktischen Anwendung im Sinne der Konversation. Aus methodisch-didaktischen Gründen wird hierfür eine externe Fachkraft aus dem Bereich Wirtschaftsenglisch hinzugezogen. Ziel des Kurses ist es, die Ressourcen der Mitarbeiter zu stärken, indem ihre Kompetenzen im Bereich der Kommunikation in englischer Sprache gestärkt werden.

Seminar kognitive Umstrukturierung

Die kognitive Umstrukturierung setzt auf der mentalen Ebene des individuellen Stressmanagements an. Die Teilnahme am Kurs ist freiwillig. Er findet im Anschluss an das Englisch-Seminar viermal mittwochs für jeweils zwei Stunden statt und wird von einer externen Fachkraft im Bereich Stressmanagement moderiert. Wiederum ist eine maximale Obergrenze von 12 Teilnehmern pro Kurs gesetzt. Die vier Termine bearbeiten je unterschiedliche Schwerpunkte. Im ersten Modul steht die Veränderung der irrationalen Bewertungen im Vordergrund. Das zweite Modul bearbeitet die Veränderungen der als grundlegend betrachteten Forderungen. Die Vermittlung rationaler Lebensanschauungen ist Thema des dritten Moduls, während im vierten Modul die Befähigung mit derzeitigen und zukünftigen Problemen angemessen umzugehen im Vordergrund steht. Die Module bestehen jeweils aus etwa einem Drittel theoretischer Einführung und Wissensvermittlung sowie zwei Dritteln praktischer Anwendung in Form von Rollenspielen und moderierten Diskussionen.

Entspannungskurs

Das hier gewählte Entspannungs-Kurskonzept gliedert sich in acht Kurseinheiten. Es wird einmal wöchentlich jeweils nach Arbeitsende für 60 Minuten angeboten. Das gesamte Kurskonzept erstreckt sich damit über einen Zeitraum von acht Wochen. Der Entspannungskurs, welcher als freiwilliger Baustein des Konzeptes belegt werden kann, wird von den Mitarbeitern gebucht. Die optimale Gruppengröße liegt zwischen fünf und 12 Teilnehmern, wobei die Obergrenze von 12 Teilnehmern nicht überschritten wird.

Das Konzept beinhaltet Anteile zweier verschiedener Entspannungsverfahren, welche im Verlauf des Kurses in ihren Grundzügen vermittelt werden. Der Schwerpunkt liegt bei der Vermittlung der Progressiven Muskelrelaxation nach Jacobson, zusätzlich wird eine Einführung in die Atementspannung gegeben. Das Entspannungstraining wird dem palliativ-regenerativen Stressmanagement zugeordnet. Die Ziele des Entspannungskurses sind die Erweiterung des Hintergrundwissen zu Entspannungtraining sowie zu PMR und Atementspannung, die Schulung der Wahrnehmung und eine Sensibilisierung über die Atmung. Des Weiteren sollen die Teilnehmer lernen, Verspannungen zu erkennen und zu lösen und dazu befähigt werden, Entspannung im Alltag eigenständig durchzuführen. Die Einheiten des Entspannungskurses haben einen einheitlichen Aufbau. Zu Beginn der Stunde findet eine Begrüßung, ein kurzer Rückblick sowie ein Ausblick auf die kommende Stunde statt. Je nach Schwerpunkt der Stunde wird hier die Theorie zur folgenden Praxiseinheit erläutert und offene Fragen geklärt (ca. 15`). Im Anschluss wird eine praktische Entspannungseinheit durchgeführt, die Zeit inklusive Ankommen, Entspannung und Rückführung beträgt in etwa 35 Minuten. In den bleibenden zehn Minuten wird ein Feedback zur Stunde durchgeführt sowie Hausaufgaben gegeben.

Methodisch-didaktisch ist bei der Durchführung des Kurses folgendes zu beachten: Es wird ein ruhiger, abgeschlossener und warmer Raum sowie Matten, Decken und eventuell ein CD-Player mit entsprechender Musik benötigt. Der Kursleiter sollte neben einer guten Ausbildung über eine ruhige, authentische Art verfügen.

Als Hilfe zur Integration der im Verlaufe des Kurses erlernten Inhalte in den Alltag wird den Teilnehmern im Anschluss an den Kurs ein Manual mitgegeben. Dieses enthält jeweils eine kurze Beschreibung der Methode sowie ausgewählte Praxisbeispiele zur Druchführung zuhause. Desweiteren beinhaltet das Manual ein Entspannungstagebuch, in welchem festgehalten werden kann, was wann geübt wird. Dies dient sowohl als Dokumentation als auch als Motivation (Anhang 1).

Entspannung im Arbeitsalltag

Zur weiteren Vertiefung der erlernten Inhalte des Entspannungskurses wird den Mitarbeitern nach zwei Einheiten des Entspannungskurses die Möglichkeit gegeben, die erlernten Techniken im Arbeitsalltag umzusetzen. Täglich leuchtet alle zwei Stunden (nach Einstempeln) auf dem Bildschirm ein Signal auf, welches zur Entspannung aufruft. Für fünf Minuten kann der Mitarbeiter nun in Eigenregie je nach Priorität eine Entspannungstechnik anwenden, beispielsweise Atementspannung, Bodyscan oder PMR im Sitzen. Ziel dieses Bausteins des Stressmanagemnt-Programms ist es, den Transfer der erlernten Inhalte des Entspannungskurses in die Praxis zu ermöglichen, die Konzentrationsfähigkeit und Motivation der Mitarbeiter zu verbessern und die Leistungsfähigkeit im Laufe des Arbeitstages zu erhalten.

In der folgenden Tabelle (vgl. Tab. 1) wird das gesamte Stressmanagement-Programm übersichtlich zusammengefasst.

Tabelle 1: Grobübersicht Stressmanagement-Programm am Arbeitsplatz (eigene Darstellung)

Baustein	Inhalt/Aufbau	Ziele	Methodik/ Didaktik	Arbeits- mittel
Informations- veranstaltung	Begrüßung durch Geschäftsführung Vorstellung des Dachkonzerns Informationen zu Veränderungen Informationen zu Stressmanage- ment-Programm Klärung offener Fragen	Kennenlernen des Dachkonzerns Sicherheit bezüg- lich Veränderungen im Betrieb erlangen Identifikation mit dem Unternehmen stärken Interesse am Stressmanagement- Programm wecken	moderierter Powerpoint- Vortrag Zeit für Fra- gen / Dis- kussion	Raum, Beamer, Leinwand
Einführung ei- nes Intranet	IT-Abteilung ent- wickelt Struktur für Intranet Regelmäßige In- formationsüber- mittlung über fir- menrelevante Be- lange	Transparenz Informationsaus- tausch	Digitale Informa- tionsüber- mittlung Allgemeine Informatio- nen und themenbe- zogene Fo- ren	Laptops / Computer und Internet
Seminar Business- Englisch	8x2 Stunden mitt- wochs mit jeweils maximal 12 Teil- nehmern Je eine Stunde Theorie und eine Stunde praktische Anwendung (Kon- versation)	Erweitern der eige- nen Kompetenzen in Bezug auf die veränderten Bedin- gungen (fachbezo- gene Konversatio- nen auf Englisch)	Theorie- vermittlung im Frontal- unterricht und mode- rierte Dis- kussionen / Konversati- onen	Bücher, Übungszet- tel, Laptops / Computer, externe Fachkraft
Seminar kogni- tie Umstruktu- rierung	4x2 Stunden mitt- wochs mit jeweils maximal 12 Teil- nehmern Vermittlung theo- retischer Inhalte (ca. 1/3 der Zeit) und praktische Erprobung des Erlernten (ca. 2/3 der Zeit)	Veränderung der irrationalen Bewer- tungen Veränderungen der als grundlegend betrachteten Forde- rungen Vermittlung ratio- nalerer Lebensan- schauungen Befähigung mit	Vermittlung theoreti- scher Inhal- te Moderierte Rollenspiele und Diskus- sionen	Raum, Flip- chart, Bea- mer, Lein- wand, Lap- top, Mode- rationskof- fer, Modera- tor (Trainer mit entspre- chender Qualifikati- on)

Baustein	Inhalt/Aufbau	Ziele	Methodik/ Didaktik	Arbeits- mittel
		Problemen ange- messen umzugehen		
Entspannung im Arbeitsalltag	Täglich alle 2 Stunden für 5 Mi- nuten Entspannung in den Arbeitsall- tag einbauen Je nach Priorität praktische Durch- führung von Ate- mentspannung, Bodyscan oder PMR im Sitzen	Transfer der erlern- ten Inhalte des Ent- spannungskurses in die Praxis Verbesserung der Konzentrationsfä- higkeit Verbesserung der Motivation Erhalt der Leis- tungsfähigkeit im Laufe des Arbeits- tages	Durchfüh- rung der Entspan- nung in Ei- genregie – alle 2 Stun- den leuchtet auf dem Bildschirm ein Signal auf, welches zur Ent- spannungs- pause auf- ruft	Einführung der Ent- spannungs- pause auf dem PC durch IT

5 Umsetzung und Evaluation einer ausgewählten Einheit in der Praxis

Im Rahmen der vorliegenden Arbeit soll nun ein Baustein des Stressmanagement-Programms praktisch umgesetzt und evaluiert werden. Die Entscheidung ist hierbei auf eine Einheit des Entspannungskurses gefallen, da ich aufgrund meiner fachlichen Quali-fikation (Physiotherapeutin, Gesundheitswissenschaftlerin B.A. mit Zusatzqualifikation Progressive Muskelrelaxation nach §20a) dazu in der Lage bin, diesen Teil des Stress-management-Konzeptes eigenständig durchzuführen. Aus logischen Gründen von Inhalt und Aufbau des Kurses wird die erste Einheit des Entspannungskurses durchgeführt und evaluiert.

Um die Stichprobe von mindestens 15 Teilnehmern zu erfüllen, die Gruppengröße von maximal 12 Teilnehmern aber nicht zu überschreiten, wird der Baustein an zwei Termi-nen umgesetzt.

Die Einheiten sind wie folgt aufgebaut: Begrüßung und Kennenlernen (5`); Ausfüllen des Fragebogens (5`), Ausblick auf die kommende Stunde, Klärung offener Fragen und theoretische Wissensvermittlung zum Thema Entspannung (15`), Bodyscan (10`), Ate-mentspannung (15`), Feedback (5`), Ausfüllen des Fragebogens (5`).

Da eine Einheit Entspannungstraining die Items, welche im Kurzfragebogen zur Arbeitsanalyse abgefragt werden, nicht maßgeblich verändern wird, wurde für die Evaluation ein separater Fragebogen zum aktuellen Wohlbefinden und Stresserleben entwickelt, den die Probanden vor und nach der Entspannungseinheit ausfüllen sollen.

In fünf Fragen sollen die Probanden auf einer fünfstufigen Likertskala beantworten, wie sie sich fühlen, wie gestresst sie sind, wie entspannt sie sind, wie gut sie sich gerade konzentrieren können und wie viel Kraft und Energie sie gerade haben (vgl. Abb. 5).

Der Fragebogen wurde eigenständig in Anlehnung an die Items des WHO-5-Fragebogens (Schneider & Niebling, 2008) und dem Selbsttest zu Stress und Lebensqualität von Dr. Martin Winkler (2005) entwickelt.

Fragebogen zum Wohlbefinden

Der folgende Fragebogen dient zur Qualitätssicherung der heutigen Entspannungseinheit.

Ihre Daten werden vertraulich behandelt.

Bitte antworten Sie ehrlich und füllen Sie den Fragebogen vollständig aus.

1. Wie fühlen Sie sich im Moment gerade?

1   2   3   4   5

sehr schlecht   sehr gut

2. Wie gut können Sie sich gerade konzentrieren?

1   2   3   4   5

sehr schlecht   sehr gut

3. Wie belastet und gestresst fühlen Sie sich gerade?

1   2   3   4   5

sehr gestresst   gar nicht gestresst

4. Wie viel Energie und Kraft haben Sie im Moment?

1   2   3   4   5

sehr wenig   sehr viel

5. Wie entspannt fühlen Sie sich gerade?

1   2   3   4   5

gar nicht entspannt   sehr entspannt

Vielen Dank!!

Abb. 5: Fragebogen zum subjektiven Wohlbefinden als Evaluationsinstrument der ersten Entspannungseinheit (eigene Darstellung, 2016)

Insgesamt haben 19 Teilnehmer am Entspannungskurs teilgenommen. Der Fragebogen wurde jeweils vor und nach der Durchführung des Kurses ausgefüllt, sodass die Ergebnisse direkt verglichen werden können.

Alle Fragebögen sind vollständig ausgefüllt zurückgegeben worden, was einer Rücklaufquote von 100 Prozent entspricht.

Im Folgenden werden die erhobenen Daten deskriptiv dargestellt. Die verwendeten Rohdaten sind im Anhang (vgl. Anhang 1) zu finden.

20

Zunächst werden die absoluten und relativen Häufigkeiten des Pretests und des Posttests tabellarisch gegenübergestellt. Die Ergebnisse des Posttests werden in Klammern hinter den Ergebnissen des Pretests aufgeführt.

Die gewonnenen Daten sind ordinalskaliert, durch die Verwendung einer fünfstufigen Likertskala ist es jedoch möglich, einen Mittelwert zu berechnen. Diese werden zu den jeweiligen Fragen im Pre- und Posttest verglichen.

Frage 1:

Tab. 2: Antworthäufigkeiten in absoluten und
relativen Zahlen der Frage 1 des Pre- und Posttests

Wie fühlen Sie sich im Moment gerade?	Absolute Häufigkeit	Relative Häufigkeit
1 (sehr schlecht)	0 (0)	0% (0%)
2	6 (1)	32% (5%)
3	9 (8)	47% (42%)
4	3 (9)	16% (47%)
5 (sehr gut)	1 (1)	5% (5%)

Die Teilnehmer hatten die Möglichkeit ihr Befinden auf einer Skala von 1 bis 5 anzugeben, wobei 1 für „sehr schlecht" und 5 für „sehr gut" steht. Die Anwortkategorien 1 und 2 wurden in der ersten Befragung von 32%, in der zweiten Befragung nur noch von 5% gewählt, wohingegen die Wahl der Kategorien 4 und 5 von 21% auf 52% gestiegen ist. Der Mittelwert für die erste Frage „Wie fühlen Sie sich im Moment gerade?" liegt im Pretest bei 3, im Posttest bei 3,5,. Im Schnitt ist das Wohlbefinden nach der Entspannungseinheit also um 0,5 Punkte besser bewertet worden.

Frage 2:

Tab. 4: Antworthäufigkeiten in absoluten und
relativen Zahlen der Frage 2 des Pre- und Posttests

Wie gut können Sie sich gerade konzentrieren?	Absolute Häufigkeit	Relative Häufigkeit
1 (sehr schlecht)	2 (0)	11% (0%)
2	6 (2)	32% (11%)
3	6 (8)	32% (42%)
4	4 (7)	21% (37%)
5 (sehr gut)	1(2)	5% (11%)

Die zweite Frage zielt auf die Konzentrationsfähigkeit der Teilnehmer ab. Auch hier war die Auswahl der Antwortkategorien zwishen 1 „sehr schlecht" und 5 „sehr gut" gegeben. Im Pretest antworteten 43% mit 1 und 2 und nur 26% mit 4 und 5. Im Posttest hingegen bewerteten nur 11% ihre Konzentrationsfähigkeit schlechter als 3, 48% hingegen besser. Die Frage „Wie gut können Sie sich gerade konzentrieren?" wurde im Pretest im Mittel mit 2,8, im Posttest mit 3,5 bewertet. Die Konzentrationsfähigkeit wurde demnach im Anschluss an die Entspannungseinheit im Mittel um 0,7 Punkte besser bewertet als vor der Entspannungseinheit.

Frage 3:

Wie belastet und gestresst fühlen Sie sich gerade?	Absolute Häufigkeit	Relative Häufigkeit
1 (sehr gestresst)	3 (0)	16% (0%)
2	7 (0)	37% (0%)
3	6 (9)	32% (47%)
4	3 (8)	16% (42%)
5 (gar nicht gestresst)	0 (2)	0% (11%)

Die Frage nach dem aktuellen Stresserleben wurde im Pretest von 53% schlechter als 3 bewertet, wobei 1 „sehr gestresst" und 5 „gar nicht gestresst" bedeutet. Im Posttest antwortete niemand mehr mit einem Wert unter 3. Die Antworttendenzen über Wert 3 stiegen nach der Entspannungseinheit von 16% auf 53%. Der Mittelwert der dritten Frage „Wie belastet/gestresst fühlen Sie sich gerade?" ist im Vergleich um 1,1 Punkte von 2,5 im Pretest auf 3,6 im Posttest gestiegen. Die empfundene Stressbelastung ist also im Laufe der Entspannungseinheit gesunken.

Frage 4:

Wie viel Energie und Kraft haben Sie im Moment?	Absolute Häufigkeit	Relative Häufigkeit
1 (sehr wenig)	4 (2)	21% (11%)
2	7 (4)	37% (21%)
3	3 (9)	16% (47%)
4	5 (4)	26% (21%)
5 (sehr viel)	0 (0)	0% (0%)

58% der Befragten antworteten auf die Frage „Wie viel Energie und Kraft haben Sie im Moment?" mit dem Wert 1 oder 2, wobei wiederum 1 für „sehr wenig" und 5 für „sehr viel" steht. Im Posttest waren es nur noch 32%, die ihre Kraft und Energie schlechter als Wert 3 beurteilten. Hier ist auffällig, dass die Werte über 3 auch gesunken sind. Im Pretest antworteten 26% mit einem Wert über 3, im Posttest nur noch 21%. Insgesamt ist der Mittelwert leicht angestiegen von 2,5 auf 2,8.

Frage 5:

Wie entspannt fühlen Sie sich im Moment?	Absolute Häufigkeit	Relative Häufigkeit
1 (gar nicht entspannt)	3 (0)	16% (0%)
2	6 (0)	32% (0%)
3	9 (6)	47% (32%)
4	1 (10)	5% (53%)
5 (sehr entspannt)	0 (3)	0% (16%)

Die letzte Frage bezieht sich auf die subjektive Einschätzung der aktuellen Entspannung. Der Wert 1 steht für „gar nicht entspannt", der Wert 5 für „sehr entspannt". Vor Durchführung der Entspannungseinheit bewerteten 48% der Befragten ihren Entspannungszustand mit 1 oder 2, nur 5% bewerteten ihn besser als 3. Nach der Entspannungseinheit schätzte niemand der Teilnehmer seinen Entspannungszustand mehr schlechter als 3 ein, 69% sogar besser. Der Mittelwert ist in diesem Fall von 2,4 auf 3,8 gestiegen.

6 Diskussion der Ergebnisse und abschließendes Fazit

Insgesamt kann festgehalten werden, dass sich die Ergebnisse im Posttest gegenüber dem Pretest alle verbessert haben. Gemessen an den Mittelwerten hatte das Entspannungstraining den größten Effekt auf die Frage „Wie entspannt fühlen Sie sich im Moment?". Wenn die Teilnehmer sich gut auf die Entspannung einlassen können, ist diese Wirkung durchaus denkbar.allerdings sagt dies nichts über die langfristige Wirkung aus. Entspannung ist ein Prozess und muss erlernt werden, eine einmalige Anwendung wird kaum Erfolg bringen. Die geringste Auswirkung, gemessen an den Mittelwerten, hat das Entspannungstraining auf die subjektiv erlebte Kraft und Energie der Teilnehmer. Auch dies ist denkbar, da Entspannungstraining anfänglich oftmals Müdigkeit hervorruft.

Die Durchführung und Evaluation einer einzelnen Entspannungseinheit kann keine relevanten Ergebnisse liefern. Dafür wäre zumindest ein Kurs von mehreren Einheiten und Zeit, die erlernten Inhalte in der Praxis umzusetzen, notwendig. Trotzdem können kurzfristig positive Ergebnisse erzielt werden. Die Teilnehmer haben sich im Schnitt im Anschluss an die Entspannungseinheit wohler gefühlt, waren weniger gestresst und bewerteten ihre Konzentrationsfähigkeit besser als vor der Einheit.

Bei der Bewertung der Ergebnisse muss allerdings zusätzlich berücksichtigt werden, dass diese verzerrt sein können. Antworttendenzen nach sozialer Erwünschtheit spielen bei der Bewertung sicher eine wichtige Rolle, da die Teilnehmer wissen, dass sie nach der Einheit entspannter und weniger gestresst sein sollten.

Insbesondere im Bezug auf die Zielgruppe und die spezifische Problemstellung (vgl. Kapitel 3) ist der Ansatz des palliativ-regenerativen Stressmanagements nicht ausreichend. In der Musterfirma ist ein ganzheitlicher Ansatz, wie er in Kapitel 4 beschrieben wird, notwendig, um die Stressbelastung der Mitarbeiter zu senken und deren individuelle Ressourcen zu stärken.

7 Literaturverzeichnis

Diamantopoulou, A. (2002). Europa im Stress. *Magazin der Europäischen Agentur für Sicherheit und Gesundheitsschutzam Arbeitsplatz, 5, 3.*

Kaluza, G. (2015). *Stressbewältigung* (3.Aufl.). Berlin: Springer.

Pieter, A. (2015). *Studienbrief Stressmanagement III - Stressmanagement in unterschiedlichen Handlungsfeldern.* Saarbrücken: Deutsche Hochschule für Prävention und Gesundheitsmanagement.

Prümper, J. (2009). *KFZA - Kurz-Fragebogen zur Arbeitsanalyse.* In W. Sarges & H. Wottawa (Hrsg.), Handbuch wirtschaftspsychologischer Testverfahren – Band 2: Organisationspsychologische Instrumente. Lengerich: Papst-Verlag.

Schneider, F. & Niebling, W. (Hrsg.). (2008). *Psychische Erkrankungen in der Hausarztpraxis.* Berlin: Springer.

Winler, M. (2005). *Selbstdiagnose bei psychischen Problemen / Fragebogen zur Lebensqualität und Stress.* Zugriff am 25.05.2016 unter http://web4health.info/de/answers/stress-soma-ql.htm

Zok, K. (2010). *Gesundheitliche Beschwerden und Belastungen am Arbeitsplatz. Ergebnisse aus Beschäftigtenbefragungen.* Zugriff am 14.05.2016 unter http://www.wido.de/fileadmin/wido/downloads/pdf_publikationen/wido_pub_ges undheitlBeschw2010_0212.pdf

8 Abbildungs- und Tabellenverzeichnis

8.1 Abbildungsverzeichnis

8.2 Tabellenverzeichnis

Anhang

Anhang 1: Rohdaten des Pretest zum subjektiven Wohlbefinden der Kursteilnehmer

Fragebogen nummer	Items				
	Gefühlszustand	Konzentration	Stressempfinden	Energie	Entspannung
1	3	3	2	3	2
2	3	4	2	4	3
3	2	4	1	4	1
4	5	3	2	3	3
5	2	2	3	2	2
6	3	2	2	2	3
7	4	1	1	1	1
8	3	2	2	2	2
9	4	4	3	4	3
10	2	5	3	4	3
11	2	3	4	4	3
12	3	2	4	2	4
13	3	1	3	1	3
14	3	3	1	1	1
15	2	2	2	2	2
16	3	3	3	1	2
17	4	4	2	3	2
18	2	3	3	2	3
19	3	2	4	2	3

Anhang 2: Rohdaten des Posttest zum subjektiven Wohlbefinden der Kursteilnehmer

Fragebogen nummer	Items				
	Gefühlszustand	Konzentration	Stressempfinden	Energie	Entspannung
1	3	4	4	3	4
2	4	4	3	4	3
3	3	4	4	3	4
4	5	3	3	3	3
5	3	2	4	4	4
6	4	3	3	2	5
7	4	2	3	3	3
8	3	3	4	2	4
9	4	4	3	4	4
10	3	5	4	4	4
11	2	3	5	3	3
12	4	3	5	2	5
13	4	3	4	3	4
14	3	3	3	1	3
15	3	4	4	3	3
16	4	3	3	1	4
17	4	4	3	3	4
18	3	4	3	3	4
19	4	5	4	2	5

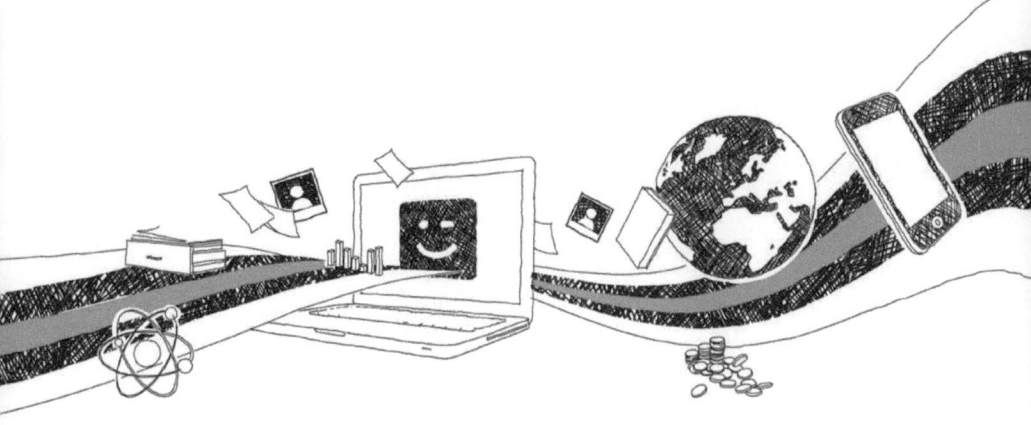
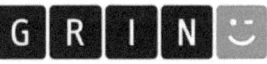